Artrosi del ginocchio

Tutto quello che devi sapere

La dottoressa Sheila Harrison

Disclaimer

Questo contenuto serve a fornire informazioni generali sulla malattia e mira a consentirti di cercare assistenza medica tempestiva, se necessario, per prevenire complicazioni. È fondamentale sottolineare che queste informazioni non sostituiscono la consultazione di un medico qualificato. Il campo della scienza medica è in continua evoluzione e, data la natura dinamica della conoscenza medica, ti consigliamo di chiedere il parere di un esperto se riscontri incongruenze o intendi agire in base alle informazioni contenute in questo contenuto. Non ignorare mai la guida medica professionale né ritardare il trattamento sulla base di qualcosa che hai letto online, incluso questo materiale, o da qualsiasi altra fonte online. Ricorda sempre che Internet non può curarti; piuttosto, la guarigione avviene attraverso la guida di professionisti medici e la provvidenza di Dio.

Sommario

Introduzione

L'osteoartrosi, comunemente chiamata OA, è la forma più diffusa di artrite che colpisce un vasto numero di individui in tutto il mondo. Questa condizione è caratterizzata dalla progressiva degenerazione della cartilagine articolare e dell'osso sottostante. Sebbene l'artrosi possa manifestarsi in varie articolazioni del corpo, spesso colpisce le articolazioni del ginocchio, portando ad un aumento del rischio di fratture del femore, della tibia o della rotula.

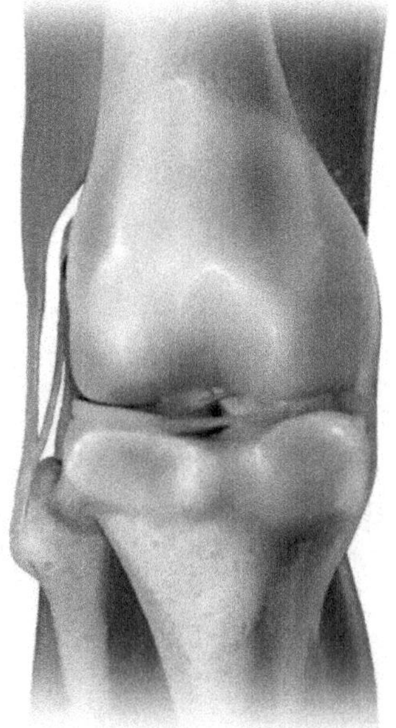
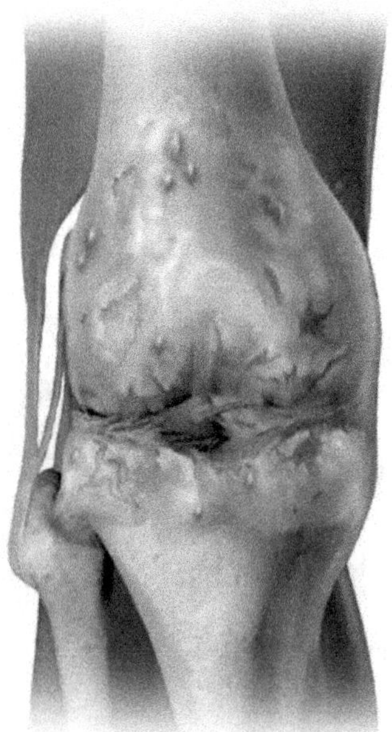

Sezione 1

PANORAMICA (Osteoartrosi del ginocchio)

Un aspetto sorprendente dell'artrosi del ginocchio è che non fa discriminazioni in base all'età. Questa condizione può colpire individui di qualsiasi età, rendendola una preoccupazione per tutta la vita. Tuttavia, il rischio di sviluppare l'artrosi del ginocchio aumenta significativamente dopo i quarantacinque anni. Man mano che gli individui invecchiano, l'usura sui loro corpi si accumula, incidendo sulla salute delle articolazioni del ginocchio.

L'artrosi del ginocchio è una condizione multiforme con una serie di fattori che contribuiscono al suo sviluppo. L'infezione è una potenziale causa; tuttavia, è meno comune di altre influenze. Nei casi in cui un'infezione si sviluppa all'interno dell'articolazione del ginocchio, può provocare infiammazione, danni alla cartilagine e modifiche ai tessuti articolari che possono portare all'osteoartrosi.

Un altro importante fattore che contribuisce allo sviluppo e alla progressione dell'artrosi del ginocchio è l'obesità. L'eccesso di peso corporeo esercita uno stress significativo sulle articolazioni del ginocchio, accelerando il processo di usura. La cartilagine che protegge le estremità delle ossa diventa più vulnerabile ai danni poiché fatica a sopportare il carico aggiuntivo. Di conseguenza, l'obesità amplifica significativamente il rischio di artrosi del ginocchio.

È noto che i cambiamenti ormonali e le predisposizioni genetiche svolgono un ruolo nello sviluppo dell'artrosi del ginocchio. Questi fattori possono rendere alcuni individui più vulnerabili alla condizione. Sebbene siano in corso ricerche per comprendere meglio l'influenza degli ormoni e della genetica sull'osteoartrosi, è evidente che essi contribuiscono alla complessità di questa malattia multifattoriale.

In particolare, l'artrosi del ginocchio rileva una discrepanza legata al genere. Le donne sono più suscettibili allo sviluppo di artrosi alle articolazioni del ginocchio rispetto agli uomini. Questa discrepanza è influenzata da una combinazione di fattori, tra cui variazioni ormonali, differenze nell'allineamento articolare e predisposizioni genetiche.

La scala globale dell'artrosi del ginocchio

Uno studio pubblicato sull'autorevole rivista Lancet nel 2020 ha fornito una cruda rivelazione riguardo alla prevalenza dell'osteoartrosi del ginocchio. La ricerca ha stimato che l'incredibile cifra di 654,1 milioni di individui di età pari o superiore a quaranta vivono con l'artrosi del ginocchio in tutto il mondo. Questi numeri sottolineano l'enorme impatto di questa condizione sulla vita delle persone e il significativo onere sanitario che impone alla società.

Artrosi del ginocchio negli Stati Uniti

L'artrosi del ginocchio è un grave problema sanitario negli Stati Uniti, in particolare tra gli anziani e gli individui con fattori di rischio specifici. La prevalenza dell'artrosi del ginocchio nelle persone di età superiore ai quarant'anni varia dal 16% al 23%, con tassi più elevati osservati nelle fasce di età più anziane. L'onere economico dell'artrosi del ginocchio è sostanziale e comprende i costi sanitari associati alla diagnosi, al trattamento e alla gestione.

Le persone che soffrono di artrosi del ginocchio devono affrontare numerose sfide. Fratture, dolore cronico e complicazioni associate compromettono la qualità della vita, la mobilità e l'indipendenza.

Ciò non colpisce solo gli individui ma ha anche un impatto sociale significativo.

La necessità di cure a lungo termine

Una conseguenza comune dell'artrosi del ginocchio è la necessità di cure domiciliari a lungo termine a causa del disagio cronico che provoca. Questa ulteriore pressione sui sistemi sanitari, sulle famiglie e sugli individui costituisce una notevole preoccupazione.

Per riassumere, l'artrosi del ginocchio è una malattia complicata con una varietà di fattori di rischio che si aggiungono alla sua elevata incidenza e al significativo onere finanziario sia per gli individui che per la società. Il benessere degli individui affetti da osteoartrite del ginocchio e dei sistemi sanitari che li servono dipende dagli sforzi volti a comprendere, prevenire e gestire meglio la condizione.

Sezione 2
Sintomi dell'artrosi del ginocchio

Alcuni dei sintomi prevalenti dell'artrosi del ginocchio includono quanto segue:

- **Dolore:** Il segno più tipico dell'artrosi nell'articolazione del ginocchio è il dolore persistente. Il dolore può essere lieve o acuto e può peggiorare quando si cammina, si salgono le scale o si rimane fermi per molto tempo. Inoltre, il dolore può peggiorare durante i periodi di inattività.

- **Rigidità:** Un segno prevalente dell'artrosi del ginocchio è la rigidità dell'articolazione del ginocchio, soprattutto dopo lunghi periodi di riposo o inattività. Muovere o piegare il ginocchio può essere difficile se sembra rigido e innaturale.

- **Rigonfiamento:** Un segno di osteoartrite al ginocchio è il gonfiore o l'infiammazione dell'articolazione. L'articolazione può risultare calda al tatto, avere un aspetto notevolmente gonfio e risultare tesa.

- **Mobilità ridotta:** Un altro sintomo dell'artrosi del ginocchio è la diminuzione del range di movimento dell'articolazione del ginocchio. Potrebbe diventare difficile raddrizzare o piegare completamente il ginocchio, limitando flessibilità e mobilità.

- **Crema:** Il crepitio è uno dei segni più diffusi di osteoartrosi del ginocchio. Quando una persona muove l'articolazione del ginocchio, può sentire o sentire un crepitio o un suono stridente. Questo rumore è il risultato del consumo della cartilagine all'interno dell'articolazione o della sua abrasione.

- **Debolezza:** La debolezza muscolare dell'articolazione del ginocchio è un possibile sintomo di osteoartrite in alcune persone. Questa debolezza può essere un fattore di instabilità, nonché di problemi di equilibrio e deambulazione.

- **Limitazioni funzionali:** Man mano che l'artrosi del ginocchio peggiora, le persone potrebbero trovare più difficile svolgere attività regolari tra cui camminare, salire le scale e alzarsi da una posizione seduta. La qualità complessiva della vita può essere notevolmente influenzata da queste restrizioni funzionali.

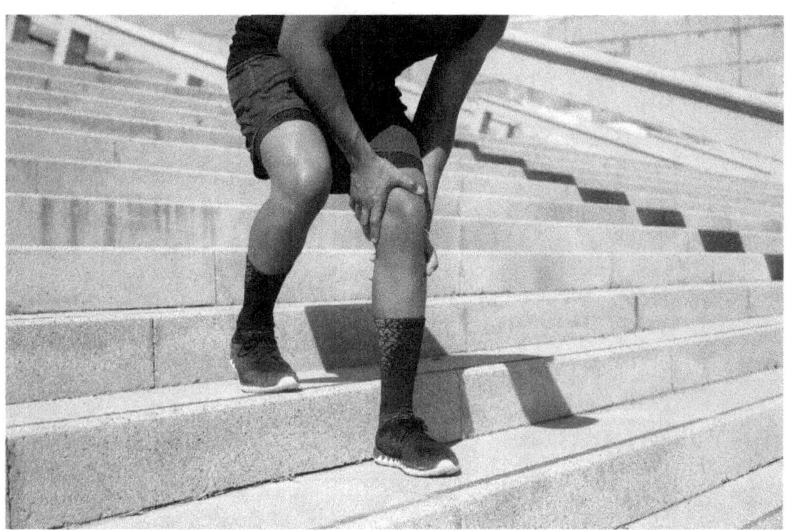

Sezione 3
Cause dell'artrosi del ginocchio

Le cause dell'artrosi del ginocchio possono essere multifattoriali e coinvolgere la combinazione di fattori genetici, biomeccanici e di stile di vita. Ecco alcune cause comuni:

- **Lesioni croniche e stress articolare:** Le persone che trascorrono molto tempo in piedi e fanno sollevamenti pesanti stando in piedi, accovacciati o gattonando frequentemente possono avere "mini-traumi" alle articolazioni del ginocchio. Ciò può causare l'artrosi del ginocchio.

- **Mancanza di attività fisica:** Mentre uno sforzo eccessivo dell'articolazione del ginocchio può portare all'artrite, lo stesso può accadere se non lo si esercita. Per promuovere la salute e la riparazione della cartilagine, la cartilagine dell'articolazione del ginocchio deve essere sottoposta a stress da carico. La prolungata mancanza di attività fisica può anche causare l'artrosi del ginocchio.

- **Problemi di tono muscolare:** Quando i muscoli posteriori della coscia, i quadricipiti e i muscoli del polpaccio sono deboli, la cartilagine del ginocchio e l'osso sottostante sopportano uno stress maggiore. Di conseguenza può svilupparsi l'artrosi del ginocchio.

- **Cambiamenti biochimici:** La ricerca ha identificato alcune anomalie biochimiche nelle articolazioni del ginocchio causate dall'artrosi.

- **Disallineamento articolare:** L'allineamento anomalo dell'articolazione del ginocchio, come le gambe arcuate o le ginocchia valghe, può esercitare uno stress irregolare sulle superfici articolari, portando ad una maggiore usura.

Sezione 4
Fattori di rischio associati all'artrosi del ginocchio

- **Età:** Con l'aumentare dell'età, la cartilagine subisce maggiore usura e la sua capacità di riparare diminuisce.

- **Peso:** Può verificarsi uno stiramento su un'articolazione a causa di un aumento di peso, in particolare sulle ginocchia. Ogni chilo acquisito può aggiungere da 3 a 4 libbre di peso aggiuntivo alle ginocchia.

- **Eredità:** Ciò include cambiamenti genetici che possono aumentare il rischio di una persona di sviluppare l'artrosi.

- **Genere:** L'artrosi del ginocchio colpisce più le donne che gli uomini.

Lesioni da stress ripetitivo (RSI)

Queste lesioni si verificano quando Lo stress ripetuto si verifica su un articolazione. Questo di solito dipende dall'occupazione di una persona. Le persone che svolgono lavori che richiedono molta attività fisica che affatica le articolazioni sono più inclini a sviluppare l'artrosi.

- **Atleti:**Gli atleti che praticano calcio, tennis o corsa su lunghe distanze hanno maggiori probabilità di sviluppare l'artrosi del ginocchio.

- **Altre malattie:** L'artrosi è più comune nelle persone che soffrono di artrite reumatoide. Questo tipo di osteoartrite si verifica in soggetti affetti da un'altra malattia articolare, chiamata artrite secondaria.

- **Problemi metabolici:** L'artrosi è più comune nei soggetti con problemi metabolici, come sovraccarico di ferro o eccesso di ormone della crescita.

Sezione 5
Processo di diagnosi dell'artrosi del ginocchio?

L'artrosi del ginocchio è tipicamente diagnosticata attraverso la valutazione clinica, valutazione dell'anamnesi e diagnostica per immagini. I seguenti sono i metodi comuni per la diagnosi dell'artrosi del ginocchio:

Storia medica

L'operatore sanitario discuterà dei tuoi sintomi, della loro durata e di eventuali lesioni precedenti o condizioni mediche che potrebbero contribuire al dolore al ginocchio.

Esame fisico

Un esame fisico da parte del medico sarà il primo passo nella diagnosi dell'artrosi del ginocchio. L'operatore sanitario eseguirà un esame fisico dell'articolazione del ginocchio, valutandone l'ampiezza di movimento, la stabilità e i segni di infiammazione. Possono anche cercare gonfiore articolare, dolorabilità e presenza di crepitii (un crepitio) durante il movimento.

Studi sull'immagine

Varie tecniche di imaging possono essere utilizzate per valutare l'articolazione del ginocchio · e confermare la diagnosi di osteoartrosi. Questi possono includere:

- **Raggi X:** Le immagini radiografiche dell'osteoartrite del ginocchio forniscono strutture dettagliate delle ossa e possono rivelare restringimento dello spazio articolare, speroni ossei e altri cambiamenti caratteristici associati all'osteoartrosi. Le radiografie mostrano il deterioramento delle ossa e della cartilagine, nonché la presenza di speroni ossei. Ciò può aiutare nella diagnosi dell'artrosi del ginocchio. Quando i raggi X non rivelano una causa chiara del disagio articolare o quando i raggi X indicano che altri tipi di tessuto articolare potrebbero essere danneggiati, è possibile ordinare scansioni MRI.

- **Risonanza magnetica (MRI):** Le scansioni MRI utilizzano potenti magneti e onde radio per produrre immagini dettagliate dell'articolazione del ginocchio, inclusa la cartilagine, i legamenti e i tessuti molli circostanti. Questo può aiutare a valutare l'entità del danno alla cartilagine e identificare altre possibili cause di dolore al ginocchio.

- **Ultrasuoni:** L'imaging ecografico può essere utilizzato per visualizzare i tessuti molli, come la sinovia e i legamenti, e può aiutare a identificare l'infiammazione o l'accumulo di liquidi all'interno dell'articolazione.

- **Test di laboratorio:** Sebbene non esistano esami del sangue specifici per la diagnosi dell'artrosi del ginocchio, è possibile prescrivere per escludere altre condizioni che possono simulare l'artrosi, come l'artrite reumatoide.

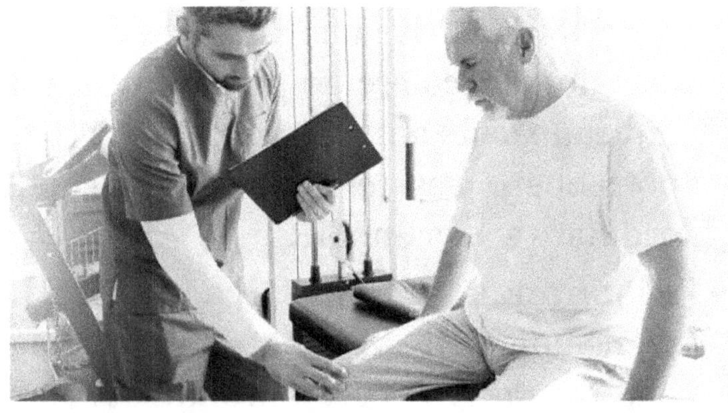

Sezione 6
Complicazioni associate all'artrosi del ginocchio

L'artrosi del ginocchio è una condizione che comporta una serie di complicazioni, che hanno un impatto significativo sulla vita delle persone colpite. Qui, approfondiremo alcune delle principali complicazioni associate all'artrosi del ginocchio.

- **Rigidità e dolore:** Una delle principali complicanze dell'artrosi del ginocchio è la rigidità persistente e il dolore che infligge agli individui. Man mano che la condizione progredisce, le articolazioni del ginocchio diventano meno flessibili e più rigide, portando alla rigidità. Questa rigidità può essere particolarmente pronunciata al mattino o dopo periodi prolungati di inattività. Il dolore è un altro segno distintivo dell'artrosi del ginocchio. Il dolore è spesso localizzato all'articolazione del ginocchio interessata e può variare da un lieve disagio a un grave dolore. Può essere costante o verificarsi durante determinate attività, come camminare o stare in piedi. Questo dolore cronico e questa rigidità hanno un profondo impatto sulla vita quotidiana di una persona, influenzando la sua capacità di svolgere compiti di routine e di godersi attività regolari.

- **Sfide fisiche e di mobilità:** L'artrosi del ginocchio ha un effetto a cascata sulle capacità fisiche e sulla mobilità di un individuo. Man mano che la condizione peggiora, porta a limitazioni fisiche che rendono i movimenti e le attività quotidiane sempre più impegnativi. Gli individui con osteoartrosi del ginocchio spesso trovano difficile impegnarsi in attività che una volta erano di routine, come camminare, salire le scale o anche stare in piedi per lunghi periodi. Il dolore e la rigidità associati all'artrosi del ginocchio ostacolano il libero movimento dell'articolazione, rendendo difficile la flessione e la flessione dell'articolazione del ginocchio.

- **Impatto sulle attività quotidiane:** Le complicazioni dell'artrosi del ginocchio si estendono oltre l'ambito fisico e influenzano la capacità di svolgere le attività quotidiane. Qualcosa di fondamentale come camminare può diventare un compito doloroso e laborioso. Il dolore e il disagio sperimentati durante le attività con carico possono portare a limitazioni significative, incidendo sull'indipendenza di un individuo. Compiti come andare a fare la spesa, fare una passeggiata nel parco o visitare amici e parenti diventano sempre più impegnativi.

- **Qualità della vita compromessa:** L'artrosi del ginocchio non influisce solo sul benessere fisico, ma compromette anche notevolmente la qualità della vita. Il disagio, il dolore e la mobilità ridotta spesso portano alla frustrazione e ad un ridotto senso di benessere. Le limitazioni imposte dall'artrosi del ginocchio possono avere anche conseguenze emotive e psicologiche, provocando sentimenti di tristezza, ansia o addirittura depressione.

- **Partecipazione ridotta alle attività:** Con il progredire dell'artrosi del ginocchio e l'intensificarsi delle complicazioni, gli individui possono iniziare a ritirarsi da varie attività che un tempo gli piacevano. Possono evitare di impegnarsi in attività fisiche e sociali che comportano movimento a causa della paura del dolore o di ulteriori danni articolari. Di conseguenza, la loro vita sociale potrebbe risentirne poiché partecipano meno ad attività o riunioni di gruppo.

- **Sfide nella cura di sé:** Anche le attività quotidiane di cura di sé, come lavarsi, vestirsi e pettinarsi, possono diventare impegnative per le persone con osteoartrite del ginocchio. Compiti semplici come chinarsi per allacciarsi le scarpe o entrare e uscire dalla doccia possono diventare ardui. Queste sfide nella cura di sé possono erodere il senso di indipendenza di un individuo.

Nel complesso, le persone con artrosi del ginocchio sperimentano una serie di difficoltà di vita. La qualità della vita di una persona potrebbe essere influenzata negativamente, la sua routine quotidiana può essere disturbata e può sperimentare difficoltà emotive e sociali a causa del dolore, della rigidità e delle limitazioni nella mobilità fisica e nell'attività. Comprendere questi problemi è essenziale per creare strategie efficaci per gestire l'artrosi del ginocchio e migliorare il benessere di coloro che convivono con questa condizione.

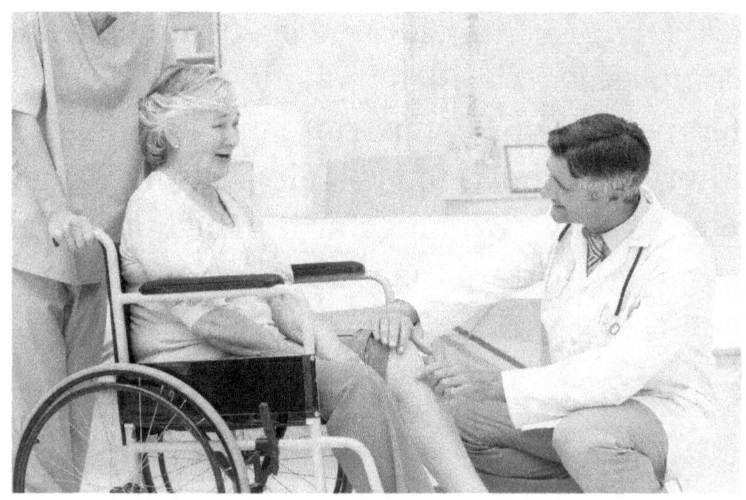

Sezione 7
Trattamento dell'artrosi del ginocchio

Il trattamento dell'artrosi del ginocchio mira ad alleviare il dolore, migliorare la funzione articolare e migliorare la qualità della vita complessiva dell'individuo. L'approccio terapeutico può comportare una combinazione di interventi non farmacologici, farmaci e, nei casi più gravi, opzioni chirurgiche. Ecco alcune strategie di trattamento comuni per l'artrosi del ginocchio:

Interventi non farmacologici:

- **Controllo del peso:** Mantenere un peso sano o perdere il peso in eccesso può ridurre lo stress sull'articolazione del ginocchio.

- **Esercizio e terapia fisica:** Esercizi di rafforzamento, attività aerobiche a basso impatto ed esercizi di flessibilità possono aiutare a migliorare la stabilità e la mobilità articolare e a ridurre il dolore.

- **Dispositivi di assistenza:** L'impiego di dispositivi di assistenza come tutori, plantari o ausili per la deambulazione possono fornire supporto e ridurre la pressione sull'articolazione del ginocchio.

- **Terapia del caldo e del freddo:** L'applicazione di impacchi caldi o freddi al ginocchio può aiutare ad alleviare il dolore e l'infiammazione.

Interventi farmacologici:

- **Analgesici:** Gli antidolorifici da banco come il paracetamolo o i farmaci antinfiammatori non steroidei (FANS) possono aiutare a gestire il dolore e ridurre l'infiammazione.

- **Farmaci topici:** Creme, gel o cerotti contenenti FANS o capsaicina possono essere applicati direttamente sull'articolazione del ginocchio per alleviare il dolore localizzato.

- **Iniezioni intra-articolari:** I corticosteroidi o le iniezioni di acido ialuronico possono alleviare il dolore temporaneo e ridurre l'infiammazione dell'articolazione del ginocchio.

Interventi chirurgici:

- **Artroscopia:** Intervento chirurgico mini-invasivo per riparare o rimuovere il tessuto danneggiato all'interno dell'articolazione del ginocchio.

- **Osteotomia:** Una procedura chirurgica che prevede il rimodellamento o il riallineamento delle ossa per alleviare la pressione sull'area danneggiata.

- **Sostituzione totale del ginocchio:** Nei casi più gravi, l'articolazione del ginocchio danneggiata può essere sostituita con un'articolazione artificiale composta da componenti in metallo e plastica. Devi consultare il medico come ti suggerirà quando sottoporsi ad un intervento di sostituzione del ginocchio.

Terapie complementari e alternative:

- **Agopuntura:** L'inserimento di aghi sottili in punti specifici del corpo per aiutare a ridurre il dolore e migliorare i sintomi.

- **Supplementi a base di erbe:** Si ritiene che alcuni integratori a base di erbe, come la glucosamina e il condroitin solfato, forniscono sollievo dai sintomi, sebbene le prove scientifiche siano contrastanti.

La scelta del trattamento dipende da vari fattori, tra cui la gravità dei sintomi, le preferenze individuali e le raccomandazioni dell'operatore sanitario.

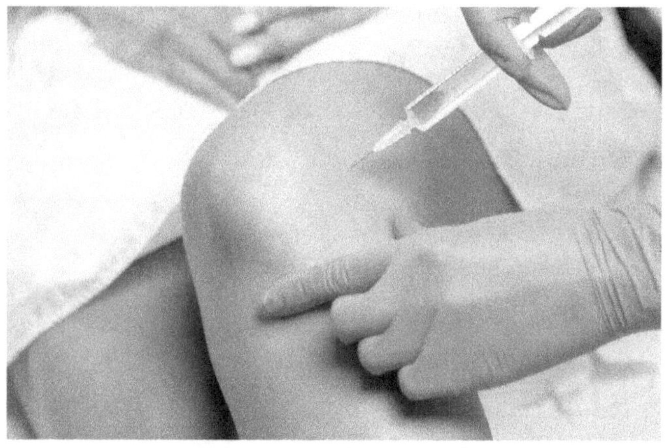

Sezione 8
Prevenzione dell'artrosi del ginocchio

Anche se potrebbe non essere possibile prevenire completamente l'artrosi del ginocchio, alcune modifiche e strategie dello stile di vita possono aiutare a ridurre il rischio o ritardare l'insorgenza della condizione.

Le seguenti misure aiuteranno a mantenere la salute generale delle ginocchia e potrebbero prevenire lo sviluppo e la progressione dell'artrosi del ginocchio:

- **Mantenere un peso sano:** L'eccesso di peso esercita uno stress aggiuntivo sulle articolazioni del ginocchio, aumentando il rischio di osteoartrite. Mantenere un peso sano o perdere peso se necessario può aiutare a ridurre il carico sulle articolazioni e può prevenire l'artrosi del ginocchio.

- **Allenarsi regolarmente:** L'esercizio fisico aiuta a rafforzare i muscoli attorno all'articolazione del ginocchio, migliora la stabilità articolare e sostiene la salute generale delle articolazioni. L'esercizio fisico regolare può prevenire l'artrosi del ginocchio. Impegnarsi in un esercizio fisico regolare che includa una combinazione di attività cardiovascolari, allenamento per la forza ed esercizi di flessibilità.

- **Proteggi le tue articolazioni:** Quando si praticano sport o attività fisiche, utilizzare dispositivi di protezione adeguati, come ginocchiere, per ridurre al minimo il rischio di lesioni al ginocchio che possono portare all'osteoartrosi.

- **Pratica una buona postura e meccanica del corpo:** Mantenere una postura e una meccanica del corpo corrette durante attività come sedersi, stare in piedi, sollevare pesi e piegarsi per ridurre al minimo lo stress eccessivo sulle articolazioni del ginocchio.

- **Evitare stress ripetitivi al ginocchio:**Limitare le attività che comportano uno stress ripetitivo sulle ginocchia, come inginocchiarsi, accovacciarsi o periodi prolungati in piedi, soprattutto su superfici dure. Ciò può aiutare nella prevenzione dell'artrosi del ginocchio.

- **Utilizzare calzature che supportino le articolazioni:** Indossa scarpe comode e di supporto che fornisce ammortizzazione e assorbimento degli urti per ridurre l'impatto sulle articolazioni del ginocchio.

- **Riscaldamento e raffreddamento:** Prima di intraprendere attività fisiche, riscalda i muscoli e le articolazioni con esercizi delicati e stretching. Successivamente, fai defaticamento e allungamento per aiutare a mantenere la flessibilità e prevenire la tensione muscolare.

- **Mantenere uno stile di vita sano:** Adottare uno stile di vita sano che includa una dieta equilibrata ricca di sostanze nutritive, un'adeguata idratazione ed evitare il fumo, poiché il fumo è stato associato ad un aumentato rischio di osteoartrite.

Sezione 9
Domande frequenti sull'artrosi del ginocchio

Il diabete e l'artrosi del ginocchio sono correlati?

Diabete e artrosi del ginocchio condividono fattori di rischio come obesità e infiammazione. Possono influenzare indirettamente a vicenda a causa della limitata attività fisica causata dalle osteoartrosi e delle potenziali interazioni farmacologiche. La gestione di entrambe le condizioni richiede una stretta supervisione medica e aggiustamenti dello stile di vita.

L'artrosi del ginocchio può influenzare le malattie renali?

L'artrosi del ginocchio e le malattie renali colpiscono principalmente diverse parti del corpo. Ma possono influenzare indirettamente a vicenda a causa di fattori di rischio condivisi, farmaci, infiammazioni e ridotta attività fisica.

L'artrosi del ginocchio può causare problemi cardiaci?

NO,artrosi del ginocchio non causa direttamente problemi cardiaci. È una malattia degenerativa delle articolazioni che colpisce la cartilagine e le ossa, non il cuore. Tuttavia, alcuni fattori di rischio associati all'osteoartrite, come ad esempio l'obesità e l'inattività, possono contribuire allo sviluppo di problemi cardiaci nel tempo.

L'artrosi del ginocchio può causare problemi al fegato?

L'artrosi del ginocchio è principalmente una condizione correlata alle articolazioni e non causa direttamente problemi al fegato. Tuttavia, alcuni farmaci utilizzati per gestire l'artrosi del ginocchio, come il paracetamolo (paracetamolo) e i farmaci antinfiammatori non steroidei (FANS), possono potenzialmente influenzare il fegato se usati in modo eccessivo o inappropriato. L'uso prolungato o ad alte dosi di questi farmaci può contribuire al danno epatico.

Il colesterolo alto causa l'artrosi del ginocchio?

Non ci sono prove dirette che lo suggeriscono colesterolo alto cause artrosi del ginocchio.

L'artrosi deriva principalmente dall'usura delle articolazioni nel tempo, da fattori genetici e da altri fattori di rischio come l'età,obesità e lesioni articolari. Tuttavia, livelli elevati di colesterolo e condizioni correlate come l'obesità possono contribuire ad altri problemi di salute che possono influenzare indirettamente la salute delle articolazioni ed esacerbare l'osteoartrosi.

Perché l'artrosi del ginocchio è un segno di ossa deboli?

L'artrosi del ginocchio non è un segno diretto di ossa deboli. È una malattia degenerativa delle articolazioni che colpisce principalmente la cartilagine delle articolazioni e non le ossa stesse. Tuttavia, la salute delle ossa può svolgere un ruolo nello sviluppo e nella progressione dell'osteoartrosi. Fattori come la ridotta densità ossea osteoporosi possono indebolire il supporto delle articolazioni, aumentando potenzialmente il rischio di danni articolari e peggiorando i sintomi dell'osteoartrosi. Pertanto, sebbene l'osteoartrosi non sia di per sé un segno di debolezza ossea, la salute generale delle ossa può influire sulla gravità e sulla progressione della condizione.

9 7 9 8 8 7 5 6 7 3 1 4 6